DESINFECTANTE DE MANOS CASERO

La mejor guía para hacer el desinfectante de manos casero antibacteriano y antiviral

Por

Johnson Pfizer

naturaleza, se presenta sin garantía en cuanto a su validez prolongada o calidad provisional. Las marcas comerciales que se mencionan se realizan sin consentimiento por escrito y de ninguna manera pueden considerarse un respaldo del titular de la marca.

Índice de contenidos

Introducción

Cuando se trata de comes to preventing the spread de pandemic infecciosa diseases like COVID-19, nothing supera good old-fashioned handwashing. Pero if agua and jabón aren't available, your siguiente best opción, de acuerdo to la Centers for Disease Control and Prevention (CDC)Trusted Source, is to use an alcohol-based hand sanitizer that contains at least 60 por ciento alcohol.

A menos que you tiene un stockpile of hand comprado sanitizer, you'll probablemente tienen un tiempo difícil finding cualquier at una tienda or online right now. Debido a la rapid spread of the novela coronavirus, most retailers no puede keep hasta with el demand para desinfectante de manos, por lo que el best option is for nosotros para make nuestra own homemade hand desinfectante. Y eso es lo que vamos a mostrar en este artículo. Sit back and enjoy as you learn one la most important prevention skill right now.

¿La buena noticia? Todo it toma is three ingredientes to make your propio hand sanitizer at home. Leer on to find hacia fuera how.

Some commercial mano sanitizer contiene ingredients as scary como the gérmenes they protect you from, so why not hacer su own hand sanitizer from ingredientes que select? Este es un excelente project for kids as así adults since the project can ser expanded para incluir una discusión about higiene y desinfección. Se ahorrará money, protect yourself from germs, and puede customize the aroma of la mano sanitizer por lo que doesn't olor medicinal.

First off, es importante to note que hand sanitizer isn't the first strategy to prevent infection. Frequent and thorough hand washing with soap (for at least 20 seconds) is hands down the best method for reducing hand germs and curbing disease transmission, according to the Centers for Disease Control and Prevention (CDC). Cuando soap y water aren't available, though, hand desinfectantes puede be used as una alternativa.

The alcohol in hand desinfectantes lends those productos su microbe-busting power, y the CDC recommends que sanitizers contain 60% to 95% alcohol para to erradicar germs. Sanitizers work mejor en las manos limpias and may be menos effective when hands are greasy or visibly dirty.

Homemade hand sanitizers puede also frenar la exposición a los microbios - pero sólo mientras as they have the correct ratio of alcohol a otros ingredients.

"Sabemos que funciona, sólo hay que hacer que el alcohol sea suficiente. You will surely ser happy a buy este ebook en how a make you propia sanitizer from casa.

Capítulo 1

Lo que debes saber sobre el desinfectante casero

You probably no han considerado making su own hand sanitizer. Tiendas sell que for cheap, en un variety of aromas and styles, and es básicamente as good as que can be. Pero if usted ha sido to un pharmacy in el medio de un viral outbreak like the uno currently agarrando las naciones across the world, usted ha likely noticed that shelves vacío como anxiety niveles rise.

Right now in New York City, for ejemplo, no es easy get cualquier disinfectant product (toallitas, spray, etc.), and el fish bowls lleno of desinfectante de manos bottles you would normally encontrar en la caja aren no anymore.

So, if that old bottle de la mano sanitizer que has been carrying around is half-empty, don't panic. You puede hacer su own gel desinfectante with supplies que can find en una farmacia or ya puede tener at casa.

There are dos main formulas fuera there: uno, recommended por the Organización Mundial de la Salud, is closer to liquid que gel and is harder on your hands, while the other be más suave on your piel and closely resembles el feel of store-bought hand sanitizer. Which one you hacer depende de your personal preference.

Pero before empezar, es crucial that you entender simply frotando su paws with hand sanitizer is no un substitute for buen lavado de manos. Alcohol-based disinfectants used en the right cantidad (3 mililitros) and rubbed lo suficientemente largo (25 to 30 seconds) are fine en un apuro, because you're not always near un sink. Pero el jabón, water, and un buen scrub es the absoluta best manera to protect yourself against contagiosa diseas. ¿Tienes it? Bien. Let's do esto.

Higiene de las manos

Lavado de manos es one de la best ways to protect yourself and your family de enfermarse. Learn cuando and cómo you should lavar your manos to stay saludable.

Cómo se ha hecho la revisión de los datos

Washing hands can keep you saludable y prevent the propagación of respiratory y diarrheal infections from one person to el siguiente. Germs can spread de other people o superficies cuando:

- Touch your eyes, nose, y mouth with unwashed hands
- Prepare or eat food and drinks with unwashed hands
- Touch a contaminated surface o objects
- Suena your nariz, tos, o sneeze into manos and then touch other people's manos o común objects

Key tiempos para lavar Hands

You can ayudar yourself y your loved unos stay healthy by washing your manos often, especialmente during estos times clave when usted are probable to get y spread germs:

- Antes, durante y después de comer
- Before eating food

- Antes y después de vomitar, en caso de que se produzcan vómitos.
- Antes y después de tratar una herida.
- Después de usar el baño
- Después de changing diapers or cleaning up un niño who ha utilizado the toilet
- Después de sonarse la nariz, toser, o hacer una limpieza.
- Después de haber alimentado a un animal, a un alimento para animales o a un animal de compañía.
- Después de comer comida para mascotas o de comer golosinas.
- Después de tocar garbage

Siga cinco Steps to Wash Your Hands the Right Way

Lavarse las manos is easy, and it's one of the most effective ways to prevent the spread of germs. Clean las manos can stop gérmenes from spreading de un person a o another and en todo entire community-from your casa and lugar de trabajo to guarderías and hospitales.

Follow these five pasos every time.

- Mojar las manos with clean, running water (warm o frío), apagar the tap, and apply soap.
- Lather your manos by frotando them together with the soap. Lather the espalda de su hands, entre your fingers, and bajo su nails.
- Frota tus manos durante 20 segundos. ¿Necesitas un temporizador? Hum the "Happy Birthday" song desde el principio to end twice.
- Rinse su hands bien under clean, running water.
- Dry your manos using un clean towel or aire dry ellos.

¿Por qué debes cuidar tu mano?

Keeping manos clean es uno of los más importantes steps que can tomar to avoid conseguir sick and spreading germs a others. Muchos diseases and condiciones son spread by not washing hands with soap y clean, running water.

Cómo germs entrar en hands and hacer people sick

Feces (caca) de people o animals is an important source of germs like Salmonella, E. coli O157, and norovirus that cause diarrea, and it can spread some respiratorio infections como adenovirus and hand-foot-mouth disease. Este tipo de germs can geto manos after personas use the toilet o change un pañal, pero also in less obvious ways, like after handling carnes crudas that have invisible amounts de poop animal en them. Un solo gramo de heces humanas - que is about el peso de un paper clip - puede contener one trillion germs 1. Los gérmenes pueden also conseguir onto manos if people touch any object que tiene germs on él because someone tosió or sneezed on it or was tocó by algún otro object contaminado. Cuando these germs get onto hands and are not washed off, they can be passed from person to person and make people sick.

Lavarse las manos previene enfermedades y spread o de infecciones tothers Lavarse las manos con jabón removes germs de las manos. Esto ayuda a prevenir la infección de las manos:
People con frecuencia touch their ojos, nose, y mouth without incluso realizing it. Gérmenes can get en the body a través de the yes, nariz and mouth y make us sick.

Germs de unwashed manos can get into alimentos and drinks while people preparar or consume them. Germs can multiply en algunos types de alimentos o drinks, bajo certain conditions, and make la gente sick.

Los gérmenes procedentes de la higiene pueden ser transferidos a otras zonas, a la ropa de cama, a la ropa de cama o a la ropa de cama, y luego pueden ser transferidos a la ropa de otra persona.

Removing gérmenes through handwashing por lo tanto helps prevenir diarrhea y respiratory infections and puede incluso help prevent piel y los ojos infections.

Teaching people sobre handwashing les ayuda andwasr communities stay healthy. Handwashing educación in the comunidad:

- Reducir el número de personas que enferman de diarrea en un 23-40% 2, 3, 6
- Reduces diarrheal enfermedad en people with weakened immune systems by 58% 4
- Reduces respiratory illneses, like colds, in the general población by 16-21% 3, 5
- Reduces absentismo due a gastrointestinal illness en schoolchildren by 29-57% 7

No lavarse las manos perjudica a los niños de todo el mundo

Alrededor de 1,8 millones de personas menores de 5 años sufren de enfermedades mortales y de neumonía, las dos principales causas de muerte en todo el mundo.

world 8.

- Handwashing with soap could protect about 1 de every 3 young children who get sick with diarrhea 2, 3 y almost 1 out of 5 young children with respiratorio infections like pneumonia 3, 5.

- Aunque la gente de todo el mundo se lava las manos con agua, son muy pocos los que se lavan las manos. Washing hands with soap elimina germs much más effectively 9.
- Handwashing education y acceso to soap en las escuelas puede ayudar improve attendance 10, 11, 12.
- Good handwashing early en la vida may ayuda improve child development en some settings 13.
- Estimated global rates de handwashing after using el inodoro are sólo el 19% 6.

Handwashing ayuda a combatir la rise in antibiotic resistencia

Preventing sickness reduces la cantidad de antibiotics people use and el likelihood that antibiotic resistance will develop. Handwashing puede prevent about 30% de diarrhea-related sicknesses y about 20% de infections respiratorias (colds) 2, 5. Los antibióticos often are prescribed innecesariamente para these health issues 14. Reducing the number of these infections by washing hands frequently helps prevent the overuse of antibiotics-the single most important factor leading to antibiotic resistance around the world. Handwashing can también prevent people from getting sick with germs that are ya resistant a los antibióticos and that can be difficult to treat.

Capítulo 2

¿Qué es el desinfectante de manos?

A lo largo del día, los trabajadores están expuestos a miles de tipos de gérmenes. Las enfermedades like the cold y la gripe pueden ser fácilmente spread without las precauciones adecuadas. Cuando usted viene in contact con an item contaminated with germs and then touch your face, you may be vulnerable a illness. Fortunately, you can take medidas para protect yourself simplemente by aplicar desinfectante de manos. Hand sanitizer is un product that is applied to el hands. Although their fórmulas varían, mano sanitizers typically contain active ingredientes llamados antimicrobianos. When applied to the skin, los antimicrobianos kill bacteria y in algunos casos, other tipos of germs. Using un hand sanitizer regularly can minimize the risk of illness and lower la likelihood of you spreading germs a your family, amigos and coworkers. Unlike jabón de manos, desinfectante hand no need to be rinsed after aplicación, making que conveniente to utilizar on the go.

Some hand sanitizers leave behind a pleasing fragrance similar to hand lotion and hand soap. Manufacturers often offer their product in un number de different fragrances, giving you the ability to choose the option that is most pleasing to you. Para aquellos con la piel sensible o que no quieren la adición de la fragrería, también hay productos sin perfume.

There son un number of características that you can consider when of pensando en conseguir una mano sanitizer products. Liquid desinfectantes para las manos puede aumentar the risk of dry skin. Si sus manos are propensos to dryness, you puede querer to optar for hand sanitizer toallitas or look for liquids that contienen moisturizing ingredients to counteract las acciones drying of their fórmulas. Toallitas son a menudo un convenient choice for los niños, and individually envuelto ones are easy to carry in un bag de pañales o purse when are en el go. Some desinfectantes de manos contain anti-inflammatory ingredientes como el aloe vera and lavender to calmar el enrojecimiento, picazón y otros signos de irritación.

Beneficios y usos del desinfectante de manos

Esto no debería ser una gran sorpresa. Uno de los beneficios foremost of hand desinfectante is sólo eso: Es sanitizes. These productos fueron designed para matar germs, and they get the trabajo done. Cuando se utiliza correctamente, desinfectantes can eliminar el 99,9% of the gérmenes on sus manos. Los CDC recomiendan usar las manos durante todo el tiempo que estés comiendo (preparándolas), o haciendo ejercicio, y más. When you find yourself in these situations, hand sanitizer is la adición perfecta to (o occasional replacement para) washing su hands with jabón y water.

La última vez que lo comprobamos, no se puede tomar un sink on the go. En those situations where you need to wash your hands, there isn no siempre going to ser soap available agua. Usted can deslice una botella small of mano sanitizer in su glove compartment, un bolso, or incluso your pocket for situations donde puede want para lavar su hands pero o bien no puede find un sink o esperar a one es inconvenient (think long lines o far away restrooms). Es perfecto for cuando you're grabbing un snack at un sporting event o acaba de left un espacio público, like the grocery store.

Usted sabe you need to mantener your hands limpio. As mucho as your hands serve you, ellos también ponen gérmenes in contact with your mouth, ojos, nose, and muchos otros parts of su body. We espero que ya estás washing your manos with jabón y warm water multiple veces un day, as that is la mejor way a clean them, pero otro worthy alternative is hand sanitizer. Si you no han made ya this germ-fighter un staple on your list de compras, usted may want to do después de learning sobre the benefits de la mano sanitizer.

En the office, en el classroom, o en any space with lotes of foot tráfico, los gérmenes se propagan rápidamente. Y even if you're no conseguir ready a eat or taking out the garbage, other people's germs puede affect usted (especially in cerca quarters). That's por qué tener hand sanitizer disponible is ideal para el grupo settings. Teachers, estudiantes, y workers de oficina can kill gérmenes periodically throughout the day without having a leave their classroom or desk, and gym-goers can use un chorro de hand sanitizer before hopping on la next de la máquina workout.

Especially durante la temporada de gripe, minimizing your exposición to other people's germs is crucial para su salud. When usted take un moment to desinfectar su hands un throughout veces the día, you reducir su chances de getting enfermo. Even un trip rápida a un friend's casa or the tienda can exponer you to germs that could cause un cold, la gripe, or other illnesses, por lo keeping your manos as clean como possible is important.

This might be one de los most surprising benefits de mano sanitizer, pero no es too good to be true. Hand desinfectantes que no contain alcohol can actually mejorar the texture de the skin on your hands (note that hand desinfectantes with alcohol won't have este effect). Some hand sanitizers contienen emollients that soften your skin, giving you aspecto más agradable and smoother hands. Definitivamente va a notar un difference en how hidratado your skin feels and looks. Avoid mano sanitizers que contain alcohol, as they lavar the oils natural de la piel y puede cause the piel a crack, que in turns crea an entrada point for bacterias.

Cómo utilizar el desinfectante de manos en diferentes entornos

Desinfectante de manos en los centros sanitarios

Healthcare workers and patience puede not be using el right amount of mano sanitizer or dejar it secar en their manos long enoough to lograr el máximo protection against the propagación of germs, un recent study sugiere.

Researchers hizo tests de laboratorio para ver cuánto tiempo different amounts of gel and foam versions de hand a base de alcohol sanitizer tomó para dry on nine manos de los voluntarios. En the test de 0,75-milliliter, 1,5ml, 2,25ml and 3ml dollops, smaller amounts de sanitizer sometimes se secó dentro de the 20-30 second time frame recomendado by the World Health Organization para effectiveness óptima, pero none of los productos dried que fast cuando the mayores cantidades fueron used.

"Some people with larger hands may need a bit more product, and this demonstrates thate amount siendo dispensed en many standard dispensers is no providing el ideal amount of product," said Elaine Larson, profesor emerita en the Columbia University School of Nursing in New York City.

En el estudio, los voluntarios necesitaron al menos 2,25 ml de sanitizer, y a veces más, para la optimal coverage en la parte delantera y trasera del hands.

Researchers also observó cómo la mano sanitizer salud workers and patience applied in mundo real settings and compared cómo quickly workers pensó que se secó to real times. En general, los trabajadores pensaban que el desinfectante se secaba mucho más rápido de lo que se secaba.

"Staff have an unrealistic idea of the timing for hand hygiene," Larson, who wasn't involved in the study, said by email. "Alcohol is only active when it es wet so drying time is important".

Para evitar que el calor de la piel sea tan intenso, la comida debe contener al menos un 60% de alcohol, según el Centro de Prevención de Enfermedades de los Estados Unidos. La gente should cover all superficies de la hands, including espacios between fingers, and frotar las manos together for around 20 seconds, until hands sentir dry, según the CDC.

Cuando las manos están sucias o grasientas, lo ideal es que las uses con agua y jabón, y que sólo uses desinfectante cuando no puedas usarlas.

Desinfectante de manos en el entorno escolar Mientras there are some schools and correccional facilities that shy lejos de hand sanitizers a base de alcohol, it isn't across the board. Hemos visto, en fact, significant resultados achieved with alcohol-based hand sanitizers en schoool ajustes. En one study realizado in schools published by the "American Journal of Infection Control", el absentismo causado by illness fue 50,6 persona menor in las aulas que used alcohol-based hand sanitizer regularly and implemented una hand higiene education program vs. classrooms que did no.

Facilities tomar decisiones individuales based en muchos factores, pero experts like los EE.UU. Centers for Disease Control and Prevention recommend the use of alcohol-based hand sanitizers.

While there are formulations sin alcohol, nuestras recomendaciones typically agree with the experts, especially ya que tan many studies have proven su effectiveness.

Los desinfectantes de manos sin alcohol no son eficaces para eliminar los gérmenes. Hemos comprobado que los "top" que venden desinfectantes de manos sin alcohol no cumplen con los requisitos de la FDA (Food and Drug Administration). Si un facility cannot use desinfectantes hand a base de alcohol, they no debe desperdiciar their resources en productos that son not effective. Ellos should instead invest en un líquido or foam soap that meets the FDA Monograph for antibacterial hand soaps.

¿Debe colocarse desinfectante de manos en las escuelas, las cárceles y los baños?

Ellos are ambos necessary. Un study realizado por la American Society for Microbiology y la American Cleaning Institute (ACI), formerly la Soap and Detergent Association, muestra que casi un quar de hombres y women don no wash su hands in public restrooms. Y 46 percent of personas who wash su hands don't wash long enough to be effective, according a the most recent ACI Clean Hands Report Card. Cuando esto ocurre, los gérmenes se transfieren de las manos a los demás tejidos a lo largo de la construcción. Encontramos que la instalación de dispensadores de desinfectante hand at the restroom exit helps reduce the risk of germs leaving the restrom and improves the image of the facility. Because it es in the tráfico flow, it is more probabilidades de ser used - even by those who choose to no lavar.

Placement of dispensadores is crítico. La mejor ubicación es en el baño, en el piso superior, junto a la entrada del baño, entre 36 y 46 pulgadas. Esto hace que sea convenientemente accessible to fomentar use. Hand sanitizers should nunca be placed near the jabón dispensers at the sink, as placement allí can be confusing to patrons.

No es necesario to utilizar tanto soap and mano sanitizer en the restroom if the soap is antibacterial soap. Si el jabón no es antibacterial, entonces we do recommend usando an alcohol-based mano sanitizer a provide better germ protección. Non-antibacterial soaps no proporciona una adecuada protección germ-killing required to prevent the spread of disease-causing bacterias. Antibacterial jabón and hand desinfectantes a base de alcohol provide el necessary 99,99 percent germ-kill required by the FDA respectivamente.

Tipo de desinfectante de manos

Depending on el active ingrediente used, hand sanitizers can ser classified como one de two types: a base de alcohol o sin alcohol. Alcohol-based products typically contain entre 60 y 95 percent alcohol, usually in the forma of ethanol, isopropanol, o n-propanol.1,6 En those concentrations, alcohol immediately desnaturaliza las proteínas, effectively neutralizando certain types of microorganisms.2,4,6 Alcohol-free productos are generally basados en disinfectants, como el chloride de benzalconio (BAC), o en agentes de antimicrobial, such as triclosan.1,6,7 El activity de disinfectants y antimicrobial agents es tanto immediate como persistent.1,3,8 Many hand sanitizers también contain emollients (e.g., glycerin) que calman la skin, agentes thickening, and fragrance.

Eficacia del desinfectante de manos

La eficacia de la mano sanitizer depends en multiple factors, including el manner en el que the product is applied (es decir, la cantidad used, duration of exposure, frequency of uso) y si the specific agentes infecciosos presentes on la person's hands are susceptibles a the activo ingredient in the producto. En general, hand sanitizers a base de alcohol, if rubbed thoroughly sobre finger and hand surfaces for un período of 30 seconds, followed by complete air-drying, puede effectively reduce poblaciones de bacterias, hongos, and some envueltos viruses (e.g., influenza A virus). Se ha informado de la existencia de imilar effects para certain alcohol-free formulations, such como SAB (surfactante, alantoína y BAC) hand sanitizer. Most hand sanitizers, however, are relatively ineficaz against bacterial esporas, viruses no envueltas (por ejemplo, norovirus), y parasites enquistadas (e.g., Giardia). Ellos also no limpiar completamente or sanitize the skin cuando hands son noticeably soiled prior a la aplicación.

A pesar de the variability in eficacia, desinfectantes de manos can ayudar control the transmission de infectious diseases, especialmente in settings where compliance with mano washing is poor. For example, among children in elementary schools, the incorporation of either an alcohol-based or an alcohol-free hand sanitizer into classroom hand-hygiene programs has been associated with reductions in absenteeism related to infectious illness.[10,11] Likewise, in the workplace, the use of alcohol-based hand sanitizer has been associated with reductions in illness episodes and sick days.[12] In hospitals and health care clinics, increased access to alcohol-based hand sanitizer has been linked to overall improvements in hand hygiene.

Una mano eficaz sanitizer has en least 60% alcohol content, pero algunos productos contain el alcohol substitute benzalkonium chloride, que isn't as bueno at killing gérmenes.

As people seguir to buy estos less effective productos, podrían estar putting a risk without realizing it.

Alcohol-free sanitation products use benzalconio chloride as un reemplazo alcohol, Pero the CDC advirtió consumers of este alcohol substitute because no es as effective como alcohol itself at killing germs and puede merely reduce the growth of new germs.

Pero these items son todavía selling out en online retailer like Amazon, or their prices are siendo hiked, signalling interés de los consumidores in the alcohol-freee options As people continuar to comprar estos menos effective products, they could be putting themselves en riesgo without darse cuenta.

Although washing your hands con warm, soapy agua for at least 20 seconds is the best way to protect, sometimes hand sanitizer is needed in a pinch.

According to el sitio web del CDC, an effective hand desinfectante tiene entre 60% y 95% alcohol content .

En la mano sanitizer labels, el alcohol puede ser listed as "etanol", "alcohol isopropílico", or "ethyl alcohol". Mientras un producto tenga el porcentaje de alcohol apropiado, está bien, sin importar otros ingredientes.

"Si you drop por debajo del 60% [de alcohol content], the effectivenes cae very dramatically , dijo " Miryam Wahrman , una biología professor at William Paterson University

Pero be cuidado con any hand sanitizers o sanitation products que say they contain an alternativa disinfecting ingredient that's sólo as effective as alcohol, como coconut oil, because that's not la case.

Desinfectante de manos sin alcohol

Most alcohol-free products available today come en una espuma water-based. El products contain the active ingrediente Benzalkonium Chloride, un ammonium cuaternario. A diferencia de los products a base de alcohol, los sanitizers de manos sin alcohol suelen contain less than un 0,1% de concentration de Benzalkonium. They todavía provide the mismo level of protection. El resto of the solución is principalmente agua and a menudo se enhanced with skin conditioners such como la vitamina E y green té extract. It's non-flammable, y the low concentrations of Benzalkonium make it relatively non-toxic. Sin embargo, estos productos se recomiendan únicamente para uso externo.

Alcohol-free hand sanitizers entered the market to addres the concerns y quejas of geles. En many ways, han tenido éxito. Normalmente, these solutions are mucho más fácil on las manos. They also plantean much less of un threat in cases de accidental ingestión. El hand sin alcohol sanitizers es un hazard bajo en fire y no daña la surfaces. Por otro lado, es mejor que el producto que se utiliza sea el mismo que el que se utiliza para la limpieza de la piel. Producto a base de alcohol es ability para matar bacteria ends once el product ha secado on the skin, pero benzalkonium-based productos continue to proporcionar protection bien after the solution has secado.

Ingredientes activos en un desinfectante de manos Depending en el active ingredient utilizado, hand desinfectantes puede be classified as one de two types: alcohol-based o sin alcohol. Los productos a base de alcohol typically contienen between 60 y 95 percent alcohol, usually in la forma de ethanol, isopropanol, or n-propanol. En those concentrations, alcohol immediately denatures proteins, effectively neutralizing cierto types of microorganisms. Alcohol-free productos are generalmente based on disinfectants, such as benzalkonium chloride (BAC), or on antimicrobiano agents, such como triclosan. La activity of disinfectants and antimicrobial agents is tanto immediate and persistent. Many hand desinfectantes also contain emollients (por ejemplo, glycerin) that calmar la piel, thickening agents, and fragrance.

Capítulo 3

¿Qué ingredientes necesita?

Lavarse las manos con regularidad es una de las mejores maneras de prevenir el embarazo, evitar la enfermedad y evitar el contagio. Si you are at casa, at work, viajar, o out in la comunidad, out how lavado de manos con soap and water puede protect usted y your family.

Un number de infectious enfermedades can ser spread from un person to another por contaminated hands. These diseases include gastrointestinal infections, como Salmonella, and respiratory infections, como as influenza. Lavar su hands properly can help prevent the spread of the germs (like bacteria y virus) que causan estos diseas.

Handwashing es one of the best ways to protect yourself y your family from getting sick. Learn when and how you should wash your hands to stay healthy.

Cómo se ha hecho la revisión de los datos

Lavarse las manos puede mantener you saludable and prevent la spread of respiratoria and diarrheal infections from one persona a the next. Germs can propagarse de otras personas or superficies when you:

- Touch your eyes, nose, y la boca con unwashed hands
- Prepare o comer food and drinks with unwashed hands
- Tocar una superficie contaminated u objetos
- Sonarse la nariz, cough, o estornudar into hands y then touch other people's hands or common objects

Cuándo lavar su casa

You debe wash your hands thoroughly:

- después de usar the toilet or changing nappies
- antes, durante y después de la preparación de la comida
- entre el manejo de raw and cooked o ready-to-eat food
- before eating
- after using un tissue or pañuelo
- before and después de atender to sick niños o other family miembros.
- after smoking
- Después de manipular el roce o el trabajo en el campo.
- después de handling animals

Cómo lavar el casco de tu casa

Para wash hands properly:

- Wet your manos con clean, running agua, gire off the tap.
- Aplicar soap y hacer espuma for 20 segundos (o más if the suciedad is ingrained).
- Frote hands together rapidly a través de all surfaces de your hands y muñecas.
- Don forget the backs de your manos, sus muñecas, between sus dedos and bajo your uñas.

- Si possible, remove rings and watches before te lavas las manos, or ensure you mover the anillos para wash under ellos, as microorganisms can existir under them.
- Rinse well bajo water corriente y make sure all rastros de soap are removed.
- Secar your hands using un towel limpio o secarlos al aire.
- Lo mejor es usar toallas de papel (o un pañuelo de papel).
- Dry under any rings, as pueden be una fuente of future contamination si they remain moist.
- Los secadores de aire Hot can be used.

Un idea en casa: give each familia member su propio towel y wash the toallas a menudo.

La importancia del desinfectante de manos

Si you pensar que hand washing es only para los niños y health workers, think again. According a health experts, mano washing is el most effective way a prevent the propagación of diseases and infecciones. They say that un number of enfermedades infecciosas such as pinworms, common resfriados, hepatitis A, meningitis, salmonella, and influenza can be prevenido from spreading simplemente por washing sus manos.

La importancia of handwashing cannot be overemphasized as history tells us how sanitation and handwashing saved thousands of lives because an Austrian-Hungarian physician by the name of Ignaz Semmelweis insisted that student physicians in the hospital that he worked washed their hands before touching maternity patients.

Doctors' students ha sido working en corpses in an Anatomía class and then proceeded to perform their rounds in the maternity ward without washing their hands. This experimento proved éxito cuando maternity deaths decreased fivefold. Sin embargo, it took 50 more years before hand washing se convertiría en the norm in el medical profession.

¿Cómo debe lavarse la cabeza?

1) Germs Make la gente enferma.

Germs gain acceso to the body as ellos are transferido from one person a another o from contact con contaminated surfaces. Una vez inside the body, the germs evitar el body's immune sistema and start producir toxinas that make you sick .

Bacteria, viruses, and parásitos are los most comúnmente conocidos causes de enfermedades food-borne y food poisoning.

2) No puedes See Germs pero They están en todas partes.

Los gérmenes such as bacteria y los virus are microscopic and not visible to el naked eye. Pero just because you can't see them doesn mean they aren't there. As un matter of fact, algunos bacteria reside en su piel and some live inside of you.

You puede not be consciente pero los gérmenes commonly reside on everyday objetos such as cellphones, office desks, toothbrushes, etc., and they can be transferido a su hands when you touch them.

3) Lavado de la mano de la estación de bombeo.

Properly washing su hands eliminates the dirt and gérmenes that puede ser spread to others. People, especialmente los niños, don't realize it pero ellos frequently tocar su eyes, nose, y mouth que give the germs access to the body and cause enfermedades.

Lavarse las hands also helps prevenir la spread de skin and ojo infections. Simply washing your manos can help prevenir la spread of bacteria como as MRSA (Methicillin-Resistant Staphylococcus Aureus), Clostridium difficile, E. coli and Salmonella.

4) Washing your manos keeps te healthy.

The major benefit de frequent hand lavado is que it keeps you saludable. Se also helps mantener your environment clean which impide germs de propagación to otros. Correctamente washing and drying your hands will reducir su risk of getting sick con diarrhea y getting una enfermedad respiratory.

5) Washing your hands saves you a hospital stay.

The más saludable are, menos probable es que will tiene to gastar on expensive tratamiento médico at un hospital o atención de emergencia clinic. Washing your manos with soap and agua is definitely un means barato of preserving su health y la salud of los around you.

Lavado de manos frente a desinfectante de manos

Como explica Reynolds; So there you have it: Proper handwashing is el oro standard. Why is it better than hand sanitizer? "Data muestran que son both effective at reducing gérmenes, pero handwashing actually mata a los gérmenes, pero it also physically removes much suciedad, escombros, and spores that podría make sick", Reynolds said. So in contraste con la mano sanitizer, lavar su hands does eliminar those pathogens like norovirus, Giardia, and C. difficile.

"Again, it's no the soap alone that kills el germs pero the friction of lathering and washing away the organisms that makes handwashing more eficaz," Reynolds said. Lavado con jabón has been shown to be mejor que washing with water alone because it loosens the germs' ability to grip to the hands, making them easier to rinse away.

"Mano sanitizers have hecho their manera into salud care environments para un reason they're rápido, easy, and effective if lavado de manos no es an option en that moment", Reynolds said. Y they are great to use on su way out of lugares donde you'd recoger up germs - like un subway, portable toilet, o petting zoo.

Y of claro, hand sanitizer is great if estás in un lugar where you don't have access to clean, running water, says Tetro. So keeping una pequeña bañera when you're traveling, especialmente in developing countries, is una gran estrategia to avoid disease. El only desventaja real de hand desinfectante is que it can really secar out your manos and conducir to irritation if you use con frecuencia or su piel es sensitive, says Reynolds.

Cuándo y cómo utilizar el desinfectante de manos

When sanitizers first came out, había little research showing what que did and no hizo, pero que has changed. More research needs to be done, pero scientists are learning más todo el tiempo.

El ingrediente active in hand sanitizers is isopropyl alcohol (rubbing alcohol), un form of alcohol similar (ethanol or n-propanol), o una combinación de ellos. Alcohols han long sido known to kill microbes by disolviendo su capa exterior protectora de proteins and disrupting their metabolism.

According a los CDC, research shows que la mano sanitizer kills germs as efectivamente washing your hands con jabón and water-unless your manos are visiblemente dirty or greasy. They también no remove potentially harmful chemicals.

Hand sanitizers also don't kill some common germs jabón and agua hacen eliminar, tales as:

- Cryptosporidium
- Clostridium difficile
- Norovirus

Mientras que washing con soap and agua is los medios recommended to clean su hands, un sanitizer a base de alcohol with 60-95% alcohol can ser utilizado when soap y water no son available. El uso de productos a base de alcohol en sanitizers ha aumentado en el mundo de la salud, así como en el sector de la salud en 1995.

The uso of mano sanitizers es convenient as usted can transport small botellas into your bolsillo, bolso, coche or simplemente keep un pequeño amount at su trabajo station or escritorio y it takes you only alrededor de 15 seconds a clean su hands.

Hacer your own mano sanitizer is easy hacer and only requires unos pocos ingredientes que we will later explicar in this libro.

Capítulo 4

Desinfectante de manos casero

Hands se ensucian. En fact, your hands are la parte más germiest de su whole body. Washing your hands con jabón y agua warm is la mejor manera de get su hands clean pero unfortunately you can't always get a un fregadero. That's carrying an alcohol or Alcohol-Free Hand Sanitizer con usted siempre es un muy buen idea.

Sólo think acerca de todos los miles de cosas youch every día, most of que haver never washed. Door handles, shopping carros, light switches, controls remoto, keyboards de ordenador, pump de gas handles, escalator rails, vending botones de la máquina, toilet manijas de la cisterna, elevator buttons, and credit card keypads, dinero, your cell phone and, dirtiest de todo, other people's manos. ¡Yuck! So what are you doing to protect yourself? Do you sólo látigo your botella of hand sanitizer y squeze a cabo un blob? Que should take care of all esos germs, right? ¡Imposible! Just step lejos from that antibacterial hand sanitizer you compró the checkout lane and no one will get hurt.

Here's why you shouldn't be usando commercial desinfectante de manos:

Triclosan-any product con una label que dice "antibacterial" likely contiene triclosan. Mientras que el triclosán hace kill bacteria, it doesn't protect against hongos or viruses including el ones that put you en bed para un week. Para make things even peor it also ayuda bacteria convertirse en resistente a antibiotics. Yep, it ayuda create superbacterias. Oh yeah, it's also un neurotoxin, endocrine and hormone disrupter in case que sort of thing matters to you.

Parabenos: los desinfectantes convencionales para el hogar están compuestos por estos ingredientes. They son added to most personal care products that contain water to prevent microbe crecimiento. Parabens have sido vinculado to endocrine disruption, reproductive toxicity, immunotoxicity, neurotoxicity, skin irritation and even cancer. ¡No thanks!

Fragancia sintética-si your hand sanitizer has un nice olor it's probablemente loaded with toxic chemicals. Y because fragancia es considered proprietary, companies no tienen to tell you whey actually son. The EWG has declarado that "mezclas de fragancias have sido asociated con allergies, dermatitis, respiratorio distress and potencial effects on el reproductive system." Seriously?

Alcohol-if una mano sanitizer es alcohol based debe contain un mínimo de 60% alcohol concentración y can contener mucho higher. Alcohol is very effective at matando bacterias, hongos and some viruses pero the downside is que it's mostly...alcohol. Start noticing how your niños have their dedos in their mouths or lamer su fingers and you might reconsider. En la escuela, most maestros requieren kids usar hand sanitizer before lunch y después every viaje to the baño. That's un lot of opportunities a lick alcohol.So what's un farm girl to do? You guessed it-make your own version casero sin all the yucky stuff.

For nuestra homemade version of mano sanitizer I turned to my trusty essential oils junto with algunos other productos you probably ya have alrededor de your house. Here's what I use y why:

Essential Oils-the combination de EOs en this hand sanitizer protect contra las amenazas ambientales and estacionales and promote saludable immune function.

Aloe Vera Gel-known for su healing properties, aloe vera es also antibacterial, anti-fungal y antiviral. Es is un natural cleanser debido to the presence de saponinas.

Witch Hazel-astringent, antibacterial, antiviral, anti-inflammatory y antiséptico. Contains tannins que are very useful in protecting the piel against bacterial ataques.

Vitamin E-a fat-soluble antioxidante que is esencial for the maintenance of saludable skin.

Water-used aquí to aflojar the final product making it easier to pump out de la bottle.

Recetas de desinfectante de manos sin alcohol

Alcohol-Free Hand Sanitizer Un impresionante, bacteria-busting hand sanitizer que is alcohol, chemical y toxin-free. Love this!

Los expertos agree que el lavado de su hands con soap and water is todavía the más effective manera of killing germs y la prevención de la spread of germs a otros people. Desinfectante de manos debe ser used only cuando you don't tienen acceso to soap and a sink. Pero cuando we're fuera somewhere and there's no sink in sight, Estoy glad my family has este alcohol, química and toxin-freee hand sanitizer a help keep germs, bacteria and viruses at bay.

Alcohol-Free Hand Sanitizer

1/2 taza de pure aloe vera gel

1/4 cup witch avellana

1/4 cup distilled water

20 gotas melaleuca essential oil

15 drops lemon esenciales oil

15 drops de fir blanco essential aceite

1/2 tsp de vitamina E (puedes utilizar 3 1000 UI softgels)

8 oz. bomba de vidrio bottle

Mix all ingredients en un small bol. Ponga into vidrio pump bottle with un funnel, pushing mezcla through with un spoon. Tornillo on la bomba top. Utilice as necesario.

¿Cómo se hace el desinfectante de manos?

Este recipe is free from alcohol y is super easy to make! Usted simply combinar Aloe Vera, Alcohol-Free Witch Hazel y Essential Oils for the best great smelling hand sanitizer that exists! Y You también puede use the siguiente ingredients para your foaming hand desinfectante con recipiente de espuma:

While most hand sanitizers contain either ethyl alcohol or isopropyl alcohol, alcohol-freee hand sanitizers are also good. These usually contain antimicrobial compounds como benzalkonium chloride that provide un lasting protection against bacteria. Pero alcohol-free productos no son recommended by the CDC for fighting el coronavirus novel, porque it isn't yet claro that it puede be utilizado successfully against SARS-CoV-2.

- 3 Tablespoons Aloe Vera
- 1 cucharada de brócoli sin alcohol
- 15 gotas de aceite Young Living Thieves Essential

- 5 drops Young Living Lemon Essential Oil

Recetas y cómo hacer alcohol Desinfectante de manos casero

We actually have two recipes for you en estas categorías, The first is uno you can hacer with stuff que likely already have in your cabinets and under the sink, so it's effective in emergency situations. The second receta is more complejo, pero fácil to make if usted have the opportunity a do some shopping y planning ahead of time. Another nota: Un lot of estos items van rápidamente out de stock because of alta demand. There's una mayor probabilidad of finding ellos at su tienda local de drogas, pero your first prioridad es to permanecer en el interior.

Potency Matters

Vas a necesitar algo de dinero. According a los Centros for Disease Control and Prevention, your sanitizer mix must be at least 60 percent alcohol to be effective. Pero it's better to get way por encima de ese aim for un minimum of 75 percent. Un bottle de 99 percent isopropyl alcohol is the best thing to use. Su regular vodka y el whisky are demasiado débil and won't corte it.

Receta The Quick (Gel)

- Isopropyl alcohol
- Aloe vera gel
- Tea tree aceite

Mix 3 parts de alcohol isopropílico to 1 part de aloe vera gel. Añadir unas gotas de tea tree oil to dar it un agradable scent and to align su chakras.

The Better (Spray) Recipe

- Isopropyl alcohol
- Glycerol or glycerin
- Hydrogen peroxide
- Distilled agua
- Botella de spray

El aloe mixture gets el trabajo done, pero aloe also deja your skin molesto sticky. So, here's una receta that's less sticky and more potent, based en the mezcla recomendada by la OMS.

Mezcla 12 onzas fluid de alcohol con 2 teaspoons de glycerol. You can buy jugs of glycerol online, and it'an importante ingredient because que keeps the alcohol de drying fuera de su hands. Si you can't encontrar glicerol, proceed with el rest of the recipe anyway and just recordar a moisturize your hands after applying el sanitizer.

Cómo hacer un desinfectante a base de alcohol

Suministros:

- 3 Tablespoons Aloe Vera
- 1 Tablespoon Alcohol-Free Unscented Witch Hazel
- 15 gotas de Essential Oil
- 5 drops Lemon Essential Oil

- Contenedor de espuma

Ingredientes para hacer espuma y para que sea más fácil de usar.

Directions:

- Si lo desea, print and adjuntar un Foaming Hand Sanitizer Label on your container.
- En su foaming container, combined your ingredients.
- Agitar gently until bien combined.
- Use liberally as needed.

Cómo hacer desinfectante de manos a base de alcohol en gel

People who have tratado de make their own gel-based hand sanitizers puede tell you that clásico gelificante agents como gelatin or agar no behave cuando mixed with the high concentrations of alcohol that you need a kill virus and bacteria. These agentes worm no un gel que es stable because polar alcohol groups interrupt los enlaces intermoleculares. Manufacturers get alrededor de this obstacle by utilizando high-molecular-weight cross-linked polymers of acrylic acid. Los enlaces cruzados covalentes ayudan a crear un viscous gel that's resistente a la interrupción de alcohol's.

- isopropilo o rubbing alcohol (99 percent alcohol volume)
- aloe vera gel
- Un aceite esencial, como el aceite de trébol o el aceite de limón, o puede utilizar el zumo de limón en su lugar.

The key to making an effective, germ-busting gel de mano sanitizer is to stick to un 2:1 proportion of alcohol to aloe vera. This keeps the alcohol contenido around 60 percent. Esta es la cantidad mínima necesaria para reducir el riesgo de infección, según los CDC.

Cantidad adecuada para la mano sanitizer recipe

Lo que necesitarás:

- 3/4 cup of isopropyl or rubbing alcohol (99 percent)
- 1/4 de taza de gel de oliva (para ayudar a mantener su salud y para contrarrestar el calor del agua).
- 10 gotas of essential oil, such as lavender oil, o usted can use lemon jugo instead

Direcciones:

- Pour all ingredientes into un bowl, ideally uno con un pouring pico like un vaso measuring container.
- Mix con un spoon and theat con un whisk to convertir the sanitizer en un gel.
- Vierta the ingredients into an botella vacía for easy uso, y label it "hand sanitizer".

Segundo paso para hacer la fórmula del desinfectante de alcohol en gel:

- dos parts isopropyl alcohol or ethanol (91 percent a 99 por ciento de alcohol)
- one parte de aloe vera
- un poco de aceite de oliva, de eucalipto, de peppermint, o de cualquier otro aceite.

Si you are making mano sanitizer at home, adhere to these tips:

1. Hacer the hand sanitizer in un space limpio. Wipe down counter tops with a diluted bleach solution beforehand.
2. Wash su hands thoroughly before making el desinfectante de manos.
3. Para mix, utilice un spoon limpio and whisk. Wash estos elementos a fondo before using ellos.
4. Asegúrese de que el uso de la zona para el hogar no es tan malo.
5. Mezclar todo el ingredients a fondo hasta theyll se mezclan.

6. No toques la superficie con la mano hasta que esté lista para su uso.

Para un mayor batch of hand sanitizer, la World Health Organization (OMS) tiene una formula para un hand sanitizer que utiliza:

- isopropil alcohol o etanol
- hydrogen peroxide
- glycerol
- agua destilada estéril o agua dulce.

Capítulo 5

Lo que debe saber sobre los aceites esenciales

En addition to adding fragrance to your mano sanitizer, el oil esencial que choose may también help protect que against germs. Para example, thyme y clove aceite have antimicrobial properties. Si are usando antimicrobial aceites, sólo utilizar un drop o dos, ya que estos oils tend to ser very potente and might irritate your piel. Otros oils, such as lavender o chamomile, may ayudan sothe your skin. Tea árbol oil es antimicrobial. Un couple de drops may ser added a the recipe, pero it's importante to note many people are sensitive to this oil, even when it's diluted.

- Lo que son
- Cómo funciona
- Types
- Benefits
- Utiliza
- Consejos para la gestión de los recursos humanos
- Safety

Essential aceites are a menudo se utiliza in aromatherapy, una forma de alternative medicine that emplea extracts vegetales to support salud and well-being. Sin embargo, muchas de las afirmaciones sobre la salud que se hacen con este producto son controvertidas.

Este article explains all you necesita to saber about aceites esenciales y their health effects.

¿Qué son los aceites esenciales?

Los aceites essential son compuestos extraídos de las plantas.

El oils capture the plant's scent y flavor, or "esencia".

Unique aromatic compuestos dan each esencial oil its esencia característica.

Essential oils se obtained mediante destilación (a través de vapor y/o water) or mechanical methods, como as frío pressing.

Una vez que se han extraído los chemicals aromáticos, se combinan con un portador oil para obtener un producto listo para su uso.

The way the aceites are hecho es importante, as essential oils obtenido through chemical processes no son considered verdaderos aceites esenciales.

Resumen

 Essential oils are extractos plant concentrados that retain el smell and flavor natural, o "essence," of su fuente.

¿Cómo funciona Essential Oils?

Esencial oils are más commonly utilizado en el practice of aromaterapia, en which they son inhaled through various métodos.

Los aceites Essential are not meant to be swallowed.

Los productos químicos en los aceites esenciales pueden interact with your body in varias maneras.

Cuando se aplica a nuestro cuerpo, los productos químicos son más resistentes.

Se cree que certain aplicación methods puede improve absorption, como as aplicar with heat o diferentes areas de the body. Sin embargo, research en this area is lacking.

Inhaling the aromas from essential oils can estimular áreas of your limbic system, que is un part of your cerebro que plays un role en emotions, behaviors, sense of smell, and long-term memoria.

Interestingly, el limbic system is fuertemente involved in forming memories. This puede partly explain why familiar smells can trigger memories o emotions.

The límbico system also juega un papel en controlling several unconscious functions fisiológicas, such as la respiración, la tasa de heart, y blood presión. Como such, some people claim que esencial oils can exert un physical efecto on su body.

Sin embargo, esto no se ha confirmado en los estudios.

Cómo funciona el aromatherapy

When you sniff an essential aceite, su bulbo olfativo fires fuera de las señales a the limbic system, la parte of the cerebro que controls emotions-that's how scents afectar a su mood. Depending on the type of oil used, your presión arterial or heart tasa may rise or fall, and your body may release certain hormones.

Dicho esto, you have a gustar an oil para que have un efecto optimal (why my marido wasn't rejuvenecido by our grapefruited room). "Besides the reaction físico, un psychological sucede when you smell un scent," notes Adriane Fugh-Berman, MD, associate professor of farmacología at Georgetown University Medical Center. Ella recalls dissecting cadáveres in medical escuela, cuando professors dejó caer menta oil into el formaldehyde to mask the odor. "Para years, el smell of peppermint reminded me of muerto bodies!" ella says. "I still have to buy nonpeppermint toothpaste".

Aromaterapia casera Disinfecting

With cold and flu season in highgear, disinfecting the home may be in order. Disinfecting is different from limpieza porque disinfectants kill bacteria so que is unable to reproduce. Limpieza bastante just mueve it around la surface, pero hace not actually kill bacteria that may be present.

Es is no uncommon for bleach to be used as un disinfectant. Sin embargo, bleach can ser very dangerous and I don't recommend it. De hecho, uno of the mejor reasons to hacer su propio aromatherapy disinfectant spray es que the amount of chemicals found in la mayoría de off- el estante cleaners es very alta y can ser dangerous.

Check out mi recipe below para hacer your omemade desinfectante spray - which incluye two antibacteriano essential oils. Esto recipe is easy y can dejar your home fresh and bacteria-free.

Ingredientes

Makes 16 ounces

- 2/3 de taza de high-proof of 60%n de alcohol
- 1/2 cup vinegar blanco destilado
- 3/4 cup distilled agua
- 30-40 gotas de aceite esencial de árbol de té
- 30-40 drops de aceite esencial de hierba de limón
- 16 onzas spray bottle

Instructions

Asegúrese de que utiliza un spray de limpieza. No debe tener ningún residuo de producto bleach or other. Un bottle new may ser the best manera de go, pero regardless, just make sure it is clean. Pour el alcohol, vinegar and water into the bottle. el alcohol is un great disinfectant. Just use the cheap stuff. Mientras que el alcohol does no matar las bacterias, it helps clean surfaces and it works to eliminar los olores. El vinagre es next up and is una gran opción since it can ayudar a remove dirt and grime. Next, añadir the agua destilada. Using distilled water is important because it is bacteria-free. Ahora, vamos a añadir los aceites naturales. Pero, ¿para qué sirven los aceites de oliva? Tea tree essential aceite es my favorito since que is antibacteriano. Tea árbol oil has mostrado eficaz wound-healing properties due to its ability to fight infection that puede be caused from bacterias. That is why it is un great option para su bricolaje disnfectant spray.

Lemongrass is conocido for su antibacterial cualidades too. Studies have shown that it is effective at fighting methicillin-resistant Staphylococcus Aureus (MRSA) skin infections. This hace it un good choice for getting rid of bacteria que may be vivir on your kitchen countertops también.

Ahora que everything has been placed in the bottle, simple screw the cap on y agitar well. Es important a clean the area first (usted may even want to try making our second desinfectante abajo) so que remove any visible waste particles. A continuación, aclare la zona y séquela. Then apply el homemade disinfectant spray. Shake well before each use.

Homemade natural spray desinfectante

Some mothers are miedo de usar homemade Thieves Oil around children, especially young children menores de 3 años. Unfortunately, muchos of los ingredientes contained in it should not be used on small children. En fact, rosemary essential aceite shouldn't really be utilizado around niños hasta they are at least 5 years old. Some fuentes indican que children menores de 18 months de edad should not be exposed to clavo o cinnamon essential aceites mientras other places indicate to mantenerlos lejos de su children until son al menos 3 years de edad (y then sólo recommend the oils be used in sprays and difusores).

En el end, all se reduce a lo que your child's pediatra recommends and what you feel comfortable exposing su hijo to. No pure essential aceites of any kind should ever be put en su child's body o ingested. Adults should también be very cuidado about poner undiluted essential aceites on their piel because they often quemar, especialmente oils like clavo y cinnamon.

So como an alternative para aquellos que would como para disinfect the air pero are concerned about su children en the casa, here is an receta alternativa for un homemade natural spray disinfectant. Esto can be sprayed into the aire de any habitación para combat gérmenes, viruses, bacteria y on on. Yo have también included some variations de the recipe below which are more suitable for children under 3.

Evite letting the gotas caen en polished madera surfaces, materiales delicados or objects y materials en the room which podría ser dañado by el water or other ingredientes in este spray. Mixing in glass containers es best - pero never metal.

Esto es an excellent resource para parents que want to use aromatherapy and essential oil blends para their niños.

Ingredientes

- 4 onzas de agua
- 2 ounces alcohol (o vodka)
- 20 gotas thyme linalol
- 5 drops cinnamon
- 5 gotas de clove
- 10 gotas de té tree
- 10 drops lemon

Directions

- Añadir all el essential oils al alcohol y remover.
- Añadir la mezcla de oil/alcohol to el water and dejar reposar for 24 hours.
- Pour mezcla into una botella spray limpia and spray into the air as needed.

Recipe variaciones para Children por edad:

Newborn - Use of the anterior oils is no se recomienda around children que young. Instead use 25 gotas of Chamomile y 25 drops de Lavanda. El solution may no es as effective pero Chamomile sigue an antibacterial and Lavender has antibacterial as well como desinfectante properties.

2-6 meses old - Use 20 gotas of Eucalyptus Radiata, 10 drops Chamomile, 10 drops Tea Tree Oil and 10 drops Lavender.

7 months to 1 año old - Use 20 drops Niaouli, 10 drops of Eucalyptus Radiata, 10 drops Tea Tree Oil y 10 drops Lavender.

2-3 years de edad - Use 10 gotas de Niaouli en lugar de clove y cinnamon aceites. Ravensara can also be substituted or 5 drops of cada used a replace clove and cinnamon. Niaouli contiene extra properties antiparasitarios pero both tienen antibacterial, desinfectante and antiviral properties.

3 years viejo and older - Todo oils okay for use as long as clavo y canela oils are only used en diffusers and habitación sprays.

Consejos de seguridad del desinfectante de manos

Hand sanitizers puede eliminar los gérmenes de your hands cuando you use these productos as que are destinado a be used. The question is, ¿son as safe y effective as people think they are?

Dangers Asociado With Hand Sanitizer Use

Para all the bueno that hand desinfectantes can do, some médica professionals have expressed concerns about some of their ingredients, as well as how these productos are used. Es important a understand the dangers they están trying to bring a light.

Risk Para Alcohol Poisoning

Mano sanitizer plantea un riesgo potential para el alcohol poisoning, particularly for young niños who son attracted a the diversión scents y bright colores of many desinfectantes. Según el Dr. Sanjay Gupta, un bottle de dos onzas of desinfectante de manos contains 62 percent ethyl alcohol, or the equivalent of cuatro shots of vodka. En ese concentration, incluso un pequeño dose can be dangerous if ingested, conduciendo to dizziness, speech, headaches, and even daño cerebral o la muerte in extremo cases.

Take These Steps To Reduce The Risk Of Alcohol Poisoning:

- Utilice desinfectantes siempre que sea posible y opte por una limpieza de manos más rápida.
- Utilice only un dime-sized amount of sanitizer; demasiado much líquido may not evaporar quickly y podría ser licked off fingers or palmas.
- Supervisar children while usando sanitizers to ensure they frotar their hands until completely dry, and store el sanitizer out de their reach.

Preocupación por el Triclosan

Triclosan, un antibacterial agent used in some hand sanitizers, así as other salud and beauty products, también parece pose some riesgo. De acuerdo to un report publicado in the Washington Post, the FDA está tomando otro look en Triclosan because some científica studies appear a raise preguntas about the potencial de disrupt the human endocrine system.

Samuel S. Epstein, MD and Professor Emeritus at the University of Illinois School of Public Health, Chicago, señala other concerns about Triclosan:

- El triclosán persiste en el medio ambiente y es uno de los 10 contaminents encontrados en las vías fluviales de Estados Unidos.
- La sustancia química ha sido identificada como un contaminent in umbilical chord samples, y ha sido identified in breast milk.
- Triclosan reacts con water clorado to produce chloroform gas.

Furthermore, M. Angela McGhee, Ph.D., Biology y Marine Ciencias, advierte that Triclosan is en realidad classed como un pesticida por los EE.UU. Enviromental Protection Agency. Dr. McGhee sostiene that Triclosan is un chlorophenol, y chlorophenols posibly cause cancer en las personas. Despite these preocupaciones, Triclosan todavía has FDA approval for use in hand sanitizer.

Potencial For Antibiotic-Resistant Bacterias

According to Medical News Today, otra preocupación about hand desinfectantes is that over-reliance on these products could ultimately produce bacteria that are resistant to antibióticos. Medical News reports que un study de 161 long-term care facilities revealed que facilities which favoreció using desinfectante de manos over traditional hand washing were more likely to experience outbreaks of norovirus.

Peligro potencial para los niños

Los niños lead con their sentidos. Si something smells como candy, it must taste like it. Y si has glitter in it, just might ser pretty enough to eat. That's por qué hand sanitizer looks so delicioso a them. Pero swallowing just dos o tres chorros of cierta mano sanitizers can make ellos realmente sick - incluso to el punto de alcohol poisoning. Por taking algunos rápidos y easy precautions, you can ayudar keep su kids más seguro.

Pasos hacia la seguridad

Hand sanitizer is one of the most popular products de lucha contra los gérmenes por ahí, pero it can be realmente dangerous if kids swallow. Using the right amount of hand sanitizer the right way is importante. Aquí es how: Ponga una cantidad dime-sized on un child's dry manos and have them frotar su hands juntos hasta que estén completamente secos.

Recuerde children to keep sus manos of their mouths después applying it. Kids gusta comer con their hands. Trate de use jabón and water to wash-up antes de meals y snacks para they no se hand sanitizer in su mouths.

Supervise a los niños cuando utilicen el desinfectante de manos y enseñe a los mayores a utilizarlo correctamente por sí mismos.

¿Qué es lo que hace?

¿Sabía usted que los desinfectantes de alta gama contienen un 60% de ethyl cohol? Eso es stronger que the concentración en most hard liquors. Para protect su kids en your casa:

Keep hand sanitizer out of their reach and only allow them to use it when an adult is supervising them.

Avoid buying hand sanitizer que looks or olores fruity so your child will ser less tempted to try un sabor.

Si you can, consider utilizando wipes desinfectantes, liquids or foams que no sean alcohol-based.

Cómo afrontar una emergencia

Symptoms Of Alcohol Intoxicación

No puedes pensar claramente

- Throwing up
- Can't stay awake
- Respiración slowly or irregularly
- Mirando azul o pálido
- Temblando

Call the Poison Help número de inmediato if you think su child has swallowed hand desinfectante. Don't wait for symptoms a develop.

Llame al 911 si su hijo presenta síntomas de intoxicación por alcohol.

Conclusión:

The portable mano sanitizers hacer have un role durante peak respiratory virus season because they hacer it mucho easier to clean your hands.

Es much more difficult when you estornudar to lavar your hands que it is to utilizar un desinfectante hand, especially cuando se outdoors o en un car. The mano sanitizers are much more conveniente, so they make it más likely que people will limpiar sus manos, y that's better than not cleaning en all.

According to los Centros para Diseae Control (CDC), however, para hand sanitizer to be eficaz it debe ser utilizado correctly. That significa using the proper amount (read the label para ver how mucho you should uso), and rubbing it all sobre las superficies of both manos hasta your hands son dry.

Do not wipe your manos or wash ellos después de applying.

It's important para make seguro any hand sanitizer you do use contains en least 60 por ciento de alcohol, a menos que usted decidió ir un desinfectante de manos sin alcohol.

Studies have found that sanitizers with concentraciones más bajas o non-alcohol-based hand sanitizers no son tan eficaces at killing germs as those con 60 to 95 percent alcohol.

En particular, non-alcohol-based desinfectantes may not trabajo equally well on different types of gérmenes y could cause some germs a develop resistance to el desinfectante.

No hay pruebas de que el alcohol para las manos sea perjudicial.

They could theoretically lead to resistencia antibacteriana. That's the reason más often used to argue contra using hand sanitizers. Pero eso no ha sido proven. En the hospital, there no ha been ningún evidence of resistencia a alcohol-based hand sanitizers.

Sin embargo, while no areny estudios showing that mano sanitizers definitely plantean un threat, no also isn't cualquier evidence that que do un better job de protecting you from harmful bacterias than soap.

So while hand sanitizers have their place - in hospitales o cuando can't get to un sink - washing with soap and warm agua es casi always un better choice.

Lightning Source UK Ltd.
Milton Keynes UK
UKHW031942140621
385519UK00005B/641

9 781803 061719